BEI GRIN MACHT SICH IHR WISSEN BEZAHLT

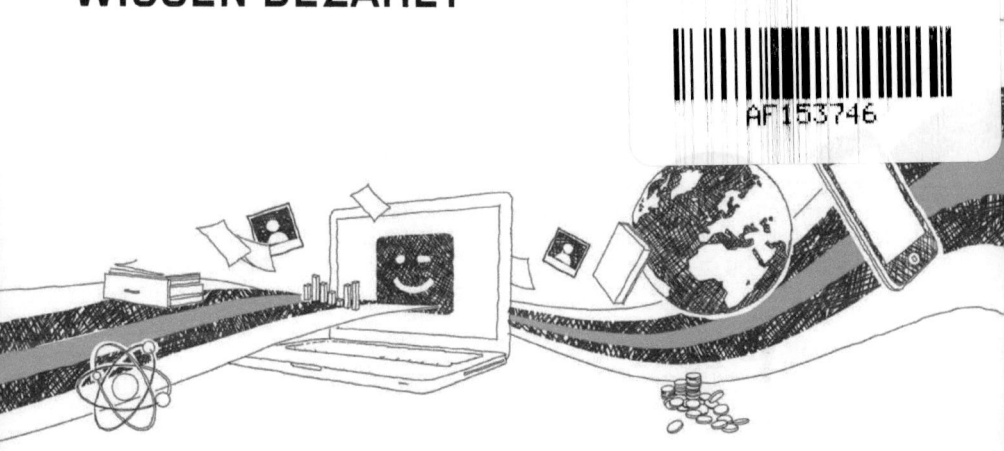

- Wir veröffentlichen Ihre Hausarbeit,
  Bachelor- und Masterarbeit

- Ihr eigenes eBook und Buch -
  weltweit in allen wichtigen Shops

- Verdienen Sie an jedem Verkauf

Jetzt bei www.GRIN.com hochladen und kostenlos publizieren

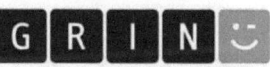

Bibliografische Information der Deutschen Nationalbibliothek:

Die Deutsche Bibliothek verzeichnet diese Publikation in der Deutschen National-
bibliografie; detaillierte bibliografische Daten sind im Internet über http://dnb.d-
nb.de/ abrufbar.

Impressum:

Copyright © 2017 GRIN Verlag
Druck und Bindung: Books on Demand GmbH, Norderstedt Germany
ISBN: 9783346123954

Dieses Buch bei GRIN:

https://www.grin.com/document/535705

Anonym

Tabakprävention in Deutschland. Wirkt sich Tabakprävention auf die Lebensqualität aus?

GRIN Verlag

GRIN - Your knowledge has value

Der GRIN Verlag publiziert seit 1998 wissenschaftliche Arbeiten von Studenten, Hochschullehrern und anderen Akademikern als eBook und gedrucktes Buch. Die Verlagswebsite www.grin.com ist die ideale Plattform zur Veröffentlichung von Hausarbeiten, Abschlussarbeiten, wissenschaftlichen Aufsätzen, Dissertationen und Fachbüchern.

Besuchen Sie uns im Internet:

http://www.grin.com/

http://www.facebook.com/grincom

http://www.twitter.com/grin_com

Inhaltsve rze ichnis

2 Vorwort

Die vorliegende Arbeit beschäftigt sich mit den Einflussfaktoren des Tabakkonsums sowie möglichen Ansätzen zur nachhaltigen Beeinflussung des Rauchverhaltens und der dazu gehörigen Fragestellung: „Wirkt sich Tabakprävention auf die Lebensqualität aus?" Die Arbeit besteht aus acht Kapiteln wobei sich die Maßnahmen der Tabakprävention als Schwerpunkt zuordnen lassen. Diese sind in fünf verschiedenen Punkten gegliedert und beschreiben wichtige Möglichkeiten zur Reduktion des Tabakkonsums in der deutschen Bevölkerung, die Förderung des Ausstiegs aus dem Rauchen sowie die Verhinderung des Neueinstigs in das Rauchen bei Kindern und Jugendlichen (Prävention). Zudem wird auf weitere Maßnahmen eingegangen, wie Tabaksteuererhöhungen, Werbeverbote, das Jugendschutzgesetz sowie das Präventionsgesetz.

3 Einleitung

Das Rauchen ist in den Industrieländern das beachtlichste einzelne vermeidbare Gesundheitsrisiko und die führende Ursache verfrühter Sterblichkeit. Krankheiten wie beispielsweise Herz-Kreislauf-, Atemwegs- und Krebserkrankungen treten bei Rauchern und Raucherinnen häufiger auf. Rauchen wirkt sich ungünstig auf den Stoffwechsel, das Skelett, das Immunsystem und viele andere Bereiche des Körpers aus (vgl. DEUTSCHE HAUPTSTELLE FÜR SUCHTFRAGEN E.V., 2017, S. 52). In Deutschland stirbt jährlich eine hohe Anzahl von Menschen an den Folgen des Tabakkonsums (siehe Kapitel 6.1 Mortalität). Etwa die Hälfte aller Gewohnheitsraucher stirbt vorzeitig an den Folgen des Zigarettenkonsums, ein Viertel davon bereits im mittleren Lebensalter. Außerdem sind Erkrankungen und gesundheitliche Beschwerden sowie verfrühte Todesfälle zu beachten, die durch das Passivrauchen ausgelöst werden. Aus diesen Gründen ist die langfristige Verringerung des Tabakkonsums ein bedeutendes Ziel der Gesundheitspolitik. Seit einigen Jahren ist der Anteil der Raucher und Raucherinnen zurückgegangen. Im Jahr 2013 rauchten 20% der Frauen und 29% der Männer im Alter von 15 Jahren. Die Belastung durch Passivrauchen ist zwar rückläufig, dennoch sind 34% der 18-jährigen und älteren Männer und 22% der Frauen, die nicht rauchen, mindestens einmal pro Woche Tabakrauch ausgesetzt. Seit ungefähr zehn Jahren zeigt sich bei Jugendlichen eine Entwicklung zum Nichtrauchen. Die Rauchprävalenz bei 12- bis 17-Jährigen liegt jedoch 2017 immer noch bei 12% bis 13% (vgl. DHS, 2017, S.51). In den sozial benachteiligten Bevölkerungsgruppen ist das Rauchen und Passivrauchen am weitesten verbreitet (vgl. DHS, 2015, S. 75) In den letzten 20 Jahren wurden in Deutschland daher eine Vielzahl von Maßnahmen entwickelt um den Tabakkonsum in der Bevölkerung zu reduzieren. Spürbare Tabak-steuererhöhungen, der gesetzliche Schutz vor den Gesundheitsgefahren des Rauchens, das Verbot der Abgabe von Tabakwaren an Personen unter 18 Jahren, Begrenzungen für Tabak-werbung sowie die Gesetzgebung des Bundes und der Länder zum Nichtraucherschutz durch z.B. das Rauchverbot in öffentlichen Verkehrsmitteln und Gaststätten (vgl. DHS, 2017, S. 55). Besonders bei Jugendlichen und jungen Erwachsenen machen sich die Bemühungen der Tabakprävention und Tabakkontrollpolitik bemerkbar. Statistiken zeigen, dass die genannten Maßnahmen zu einem Rückgang des Tabakkonsums führen. Um den Konsum (vgl. Godehardt, 2016, S. 22) um und die Passivrauchbelastung weiterhin langfristig und nachhaltig zu reduzieren, wird es als notwendig angesehen, diese weiterzuführen und zu intensivieren (vgl. DHS, 2017, S. 74).

4 Definition Krankheitsprävention und Gesundheitsförderung

In der internationalen Fachliteratur werden die Begriffe Krankheitsprävention und Gesund-heitsförderung nicht gleichartig verwendet. Im deutschen Sprachraum kommt es ebenfalls zu unterschiedlichen Definitionen. Ein Rückblick auf die historische Entstehung beider Begriffe soll Klarheit verschaffen (vgl. Hurrelmann et al., 2014, S. 13).

Für Krankheitsprävention wird häufig verkürzt das Wort Prävention verwendet. Dieser Be-griff entstand in der Sozialmedizin des 19. Jahrhunderts in einer Konferenz um soziale Hygi-ene und Volksgesundheit. Das Ziel der Vermeidung des Auftretens von Krankheiten und die Verringerung ihrer Verbreitung, sowie die Abnahme ihrer Folgen werden mit den Begriffen Vorsorge, Prophylaxe, Vorbeugung oder Prävention beschrieben. Auslösefaktoren von Krankheiten sollen zurückgedrängt oder gänzlich beseitigt werden. Auslösende Faktoren ist alle was die Lebensbedingungen, Lebensdauer und Lebensqualität der Bevölkerung beein-trächtigen. Hierzu gehört zum Beispiel unzureichende Hygiene oder erschwerte Arbeitsbedin-gungen. Diese Erkenntnisse verdeutlichten sich um 1900. Durch diese wurden erste Ansätze eines prophylaktischen, vorbeugenden und präventiven Agierens formuliert.

Deutlich jünger ist der Begriff Gesundheitsförderung (Health Promotion). Er entstand wäh-rend den gesundheitspolitischen Debatten der Weltgesundheitsorganisation (WHO) und etab-liert hat sich dieser Begriff im Anschluss an die Definition von Gesundheit in der Gründungs-konvention der WHO (1946): *„Gesundheit ist der Zustand des völligen körperlichen, psychi-schen und sozialen Wohlbefindens und nicht nur das Freisein von Krankheit und Gebrechen. "* (vgl. Hurrelmann et al., 2014, S.13)

Das Konzept der Gesundheitsförderung wurde von der WHO im Jahre 1986 in Ottawa in einer Diskussion zum Thema Umsetzungsstrategien des Gesundheitsbegriffs definiert. Während bei der Krankheitsprävention die Vermeidungsstrategien im Vordergrund stehen, geht es bei der Gesundheitsförderung um die Stärkung der Gesundheit, beispielsweise durch die Verbesserung der Lebensbedingungen. Obwohl beide Begriffe verschiedenes meinen, haben sie eine Gemeinsamkeit: Beide, sowohl Krankheitsprävention als auch Gesundheitsförderung beschreiben Formen der Intervention. In beiden Fällen handelt es sich um das Eingreifen von Akteuren, überwiegend professionell und/oder öffentlich autorisierter Institutionen und Personen, um sich abzeichnende oder bereits eingetretene Verschlechterungen der Gesundheit bei bestimmten Bevölkerungsgruppen oder einzelnen Personen zu beeinflussen. „Krankheitsprävention beschreibt alle Eingriffshandlungen, die dem Verhindern des Eintretens oder des Entfaltens einer Krankheit dienen. Das Intervenieren bezieht sich auf die Optimierung der kulturellen, psychischen hygienischen, ökonomischen, bildungsgemäßen und sozialen Bedingungen der Lebensausformung von einzelnen Personen oder bestimmter Bevölkerungsgruppen"(vgl. Hurrelmann und Richter, 2014, S. 14).

Krankheitsprävention und Gesundheitsförderung haben beide das Ziel einen kollektiven als auch individuellen Gesundheitsgewinn zu erzielen. Zum einen durch die Förderung von gesundheitlichen Ressourcen, zum anderen durch das Minimieren von Krankheitsrisiken. Die Krankheitsprävention bezieht sich auf die Dynamik der Entstehung von Gesundheit (vgl. Hurrelmann und Richter, 2013, S.147).

5 Geschichte des Tabakkonsums

Der sogenannte Genuss von Tabak ist seit rund 500 Jahren in Europa verbreitet und stammt, wie die Tabakpflanze, aus Mittel- und Südamerika. Seefahrer brachten die Tabakpflanze von ihren Reisen mit nach Europa. Innerhalb weniger Jahrzehnte verbreiteten sich die Tabakpflanze und die Gewohnheit des Rauchens von Spanien und Portugal ausgehend über ganz Europa. Durch Entdeckungsreisen in außereuropäische Länder wurde sie auch in diesen bekannt. Von Anfang an stieß der Konsum von Tabak auf Wiederstand. Da der Rauch des Tabaks als störend empfunden wurde, Adel und Obrigkeit ihn als Privileg sahen und Geistliche vor dem Teufelskraut warnten. Schon damals wurde vor den gesundheitliche Folgen gewarnt (vgl. DHS, 2013, S. 4). Dennoch galt Tabak für viele Menschen als potentes Heilmittel. Helfen sollten die Tabakblätter gegen Krätze, Zahnfleischbluten, Würmer, Kopfschmerzen, Husten und sogar gegen die Pest. Tabak war zunächst keine Massenware sondern ein Produkt von hohem Wert. Die Konsumform des Rauchens war neu und somit hatte sie anfänglich keine eigene Begriffsdefinition. Man verwendete Begriffe wie „Tabaktrinken", „Sauferei des Nebels, und „Rauchtrinken" um diese Art Konsumform zu beschreiben. Im 18. Jahrhundert wurde vor allem Pfeife geraucht und das Tabakschnupfen kam überwiegend in den sozialen Oberschichten in Mode. Anfang des 19. Jahrhunderts kam die Zigarre auf den Markt, weitere 50 Jahre später dann die Zigarette. Im 20. Jahrhundert nahm die Verbreitung des Rauchens in den westlichen Industriestaaten immer weiter zu. Rauchen wurde zur alltäglichen Begleitung und wurde allgemein akzeptiert. Ausschließlich für Frauen galt der Konsum von Tabak zu Beginn noch als unweiblich und lasterhaft.

Heute werden in Deutschland vor allem Zigaretten geraucht. Nur wenige Menschen rauchen Pfeife, Zigarillos oder Zigarren. Der Verbrauch von Zigaretten betrug vor dem 1. Weltkrieg pro Kopf der Bevölkerung ungefähr 200 Zigaretten jährlich und stieg stätig an (vgl. Schivelbusch, 1988 zitiert in BARMER Ersatzkasse, 2013, S. 5). In den 50 Jahren wurden die ersten gesundheitlichen Studien durchgeführt um die gesundheitlichen Folgen des Rauchens zu untersuchen. Es wurde mehrfach bestätigt, dass der Konsum von Tabak gesundheitsschädlich ist. Die Ergebnisse wurden zusammengefasst und in der Weltöffentlichkeit verbreitet. Seitdem gilt rauchen weltweit als eine der häufigsten Ursachen für den vorzeitigen Tod und Invalidität. Die Weltgesundheitsorganisation (WHO) schätzt, dass weltweit jährlich circa vier Millionen Menschen an Krankheiten sterben, die mit dem Rauchen in Verbindung gebracht werden können. Alleine in Europa sind es etwa mehr als eine halbe Millionen (vgl. BARMER Ersatzkasse, 2013, S. 5). In dem nächsten Kapitel wird genauer beschrieben, welche Folgen das Rauchen haben kann.

6 Folgen des Rauchens

Der Rauch des Tabaks besteht aus mehr als 4.800 Substanzen, welche der Gesundheit schaden. Über 250 Substanzen hiervon sind sogar giftig oder krebserregend. Tabakkonsum schädigt fast jedes Organ des Körpers und verursacht Gesundheitsschäden die Jahre nach dem Beginn mit dem Rauchen auftreten. Allerdings leiden auch schon junge Raucher an den Folgen des Tabakkonsums.

Der regelmäßige Konsum von Tabak führt schnell zu einer Abhängigkeit. Menschen die abhängig geworden sind zeigen ein Suchtverhalten. Durch die Aufnahme von Nikotin über einen langen Zeitraum wird die Fähigkeit im Gehirn verringert den Transmitterstoff Dopamin auszuschütten. Als Konsequenz daraus wird immer mehr Nikotin benötigt um das gleiche

Maß an Befriedigung zu erlangen. Eine dauerhafte Aufnahme von Nikotin führt dazu, dass sich die zentralen nikotinenergen Acetylcholinrezeptoren vermehren und dadurch bei Rauchstopp oder Reduzierung der Nikotinaufnahme Entzugssymptome auftreten (vgl. Reinisch, 2007, S. 33). Diese können sich äußern durch Freudlosigkeit, Bedrücktheit, Ängstlichkeit sowie Reizbarkeit, Aggressivität und Nervosität. Außerdem konnte eine herabgesetzte Konzentrationsfähigkeit, gesteigerte Unruhe, erhöhter Appetit und eine daraus resultierende Gewichtszunahme beobachtet werden (vgl. Batra, 2000 *zitiert in* Reinisch, 2007, S. 33). Deutlich wird das große Abhängigkeitspotenzial durch das Bedürfnis mit dem Rauchen aufzuhören und den zu beobachtenden Erfolgsquoten. Von den spontanen Entschlüssen mit dem Rauchen aufzuhören schaffen es nur etwa 3% über einen langen Zeitraum auf die Aufnahme von Nikotin zu verzichten. Des Weiteren ist der Erfolg von Entwöhnungsprogrammen gering. Höchstens 20% der Teilnehmer und Teilnehmerinnen sind nach einem Jahr noch frei vom Rauchen (vgl. Batra, 1996 *zitiert in* Reinisch, 2007, S. 35). Dem Nikotin wird somit eine ähnlich starke Sucht zugeschrieben wie Kokain, Heroin und Marihuana (vgl. Pötschke-Langer, 2000 *zitiert in* Reinisch, 2007, S. 33). Der frühe Beginn mit dem Rauchen erhöht das Risiko besonders deutlich innerhalb kürzester Zeit zum abhängigen Tabakkonsumenten zu werden (Breslau et al., 1993 *zitiert in* Reinisch, 2007, S. 34).

6.1 Mortalität

Alleine in Deutschland sterben jährlich zwischen 100.000 und 120.000 Menschen an den Folgen des Tabakkonsums(vgl. Mons, 2011; zitiert in Godehardt, 2016, S. 22). Es wird vermutet, dass sich die Zahl der Raucher weltweit zunimmt und bis zum Jahr 2030 damit zu rechnen ist, dass jährlich circa zehn Millionen Menschen an den Gesundheitsschäden, die durch das Rauchen verursacht werden, sterben. Die Sterblichkeitszahlen in den Entwicklungsländern nehmen dabei schneller zu als in den Industriestaaten (DKFZ, 2003 zitiert in Reinisch, 2007, S. 34). Jeder zweite Raucher im mittleren Lebensalter zwischen 35 und 69 Jahren stirbt vorzeitig an den gesundheitlichen Folgen des Tabakkonsums. Die Lebenserwartung von Rauchern ist durchschnittlich um 10 Jahre geringer, denn je früher mit dem Rauchen begonnen wird, desto höher ist die Wahrscheinlichkeit für einen verfrühten Tod (vgl. Doll, 2004 zitiert in Reinisch, 2007, S. 34). Nur etwa 58% der Langzeit-Raucher erlangen das 70. Lebensjahr und nur 26% das 80. Lebensjahr. Im Vergleich werden 81% der Menschen die nicht rauchen 70 Jahre und 59% 80 Jahre alt (vgl. Doll, 2004 zitiert in Godehardt, 2016, S. 22). Krebserkrankungen sind die häufigste Todesursache die auf das Rauchen zurückzuführen sind, gefolgt von Atemwegserkrankungen und Herz-Kreislauferkrankungen (vgl. DHS, 2003 zitiert in Hurrelmann, 2007,

S. 34). 1990 waren von den Todesfällen in Deutschland, die auf dem Konsum von Tabak zurückzuführen sind ungefähr 43.000 Krebserkrankungen, 37.000 Kreislauferkrankungen und 20.000 Atemwegserkrankungen (vgl. Reinisch, 2007, S. 34).

6.2 Morbidität

Rauchen schädigt das Gewebe und fördert die Produktion von Bronchialschleim. Der Selbstreinigungsmechanismus der Atemwege wird beeinträchtigt, da die Flimmerhärchen der Bronchialschleimhaut durch das Rauchen betäubt und zerstört werden. Rauchen beschädigt die Lungenbläschen und behindert das Lungenwachstum, wodurc h die körperliche Leistungsfähigkeit eingeschränkt wird (vgl. Godehardt, 2016, S. 21). Es schwächt das Immunsystem, fördert das Auftreten von Asthma und verstärkt die Menstruationsbeschwerden bei Frauen. Außerdem kann rauchen zu Mundgeruch führen und erhöht die Wahrscheinlichkeit für die Entstehung von schweren entzündlichen Erkrankungen des Zahnapparates (vgl. Godehardt, 2016, S.21). Auf lange Sicht schadet rauchen besonders der Atemwege, dem Herz-Kreislauf-System und verursacht 90% aller Lungenkrebsfälle und erhöht die Wahrscheinlichkeit Schlaganfälle zu erleiden(vgl. DKFZ, 2008 zitiert in Godehardt, 2016, S. 22). Je mehr man raucht, umso höher ist die Wahrscheinlichkeit an diesem zu erkranken. Das Risiko bei einem täglichen Konsum von bis zu 14 Zigaretten an Lungenkrebs zu erkranken ist in Gegenübe r-stellung zum Nichtraucher um das achtfache höher, bei einem Konsum von täglich 25 Zigaretten und mehr sogar um das 25-fache. Des Weiteren haben Tabakkonsumenten ein deutlich höheres Risiko als Nichtraucher an Krebsarten wie Kehlkopfkrebs, Krebs der Leber, der Bauchspeicheldrüse, Niere und Harnblase, der Speiseröhre sowie der Mundhöhle zu erkra n-ken (vgl. Godehardt, 2016, S. 22). Dieses steigt ebenfalls durch die Anzahl der gerauchten Zigaretten sowie der Dauer an Jahren in denen geraucht wurde. Insgesamt sind in Deutschland 20% aller Krebserkrankungen auf das Rauchen zurückzuführen. Weiterhin ist die Wahrscheinlichkeit für Raucher doppelt so hoch an Diabetes Typ 2 sowie ab 50 Jahren an Osteoporose zu erkranken. Abschließend haben Raucher vorzeitig alternde Haut, ein gesteigertes Risiko für grauen Star, Unfruchtbarkeit bei Frauen sowie I mpotenz bei Männern (vgl. Godehardt, 2016, S. 22).

7 Belastung des Passivrauchens

Nicht nur das aktive sondern auch das passive Rauchen kann der Gesundheit erheblich schaden und erhöht die Wahrscheinlichkeit für folgenschwere Erkrankungen wie Herz-Kreislauf-, Atemwegs- und Krebserkrankungen. Passivrauchen kann Reizungen der Schleimhäute, chronische Bronchitis und Lungenemphysem verursachen (vgl. DKFZ 2015a *zitiert in* Robert Koch-Institut, 2016, S, 1). Verstanden wird unter passiv rauchen das unfreiwillige Einatmen von Tabakrauch, welcher sich in der Umgebungsluft befindet. Beim Abbrennen einer Zigarette ziehen drei Viertel des Rauches in die unmittelbare Umgebung und machen somit das Passivrauchen besonders in geschlossenen Räumen unausweichbar. Schätzungen zufolge, werden jährlich etwa 3.300 Todesfälle in Deutschland auf das Passivrauchen zurückgeführt. Besonders empfindlich gegenüber Tabakrauch sind Kinder und Jugendliche, schwangere Frauen, Personen mit Asthma, chronischer Bronchitis, einer Tabakrauchallergie sowie Herz- und Kreislauferkrankungen. Kinder und Jugendliche haben im Vergleich zu Erwachsenen eine höhere Atemfrequenz und nehmen somit mehr Giftstoffe auf. Zudem können sie diese schlechter abbauen, da die Entwicklung Ihrer Organe noch nicht vollendet ist. Heranwachsen-de, die dem Rauch von Tabak ausgesetzt sind, leiden öfter an Husten, Kurzatmigkeit, Mittel-ohrentzündungen und Erkrankungen der unteren Atemwege (vgl. Robert Koch-Institut, 2016, S.1).

8 Welche Faktoren beeinflussen Menschen mit dem Rauchen zu Beginnen

Wie bereits im Kapitel „Geschichte" erwähnt rauchten damals überwiegend Menschen mit einem hohen sozioökonomischen Status. Heute rauchen allerdings besonders Menschen mit einem unterdurchschnittlichen Einkommen und aus sozial benachteiligten Bevölkerungsgruppen. Zudem werden Kinder und Jugendliche durch das Vorbildverhalten nahestehender Familienmitglieder beeinflusst (vgl. DKFZ *zitiert in* Reinisch et al., 2007, S. 16).

8.1 Niedrige Bildung

Zahlreiche Studien belegen, dass Bevölkerungsgruppen, welche sozial benachteiligt sich, deutlich häufiger rauchen als Bevölkerungsgruppen mit einem höheren Sozialstatus. Um das Bildungsniveau ermitteln zu können wird eine internationale Klassifikation verwendet, die zum einen Angaben zur Schulbildung sowie zur beruflichen Qualifikation berücksichtigt und zum anderen eine Differenzierung zwischen drei Bildungsgruppen gewährt. Bei jungen Erwachsenen einer niedrigen Bildungsgruppe lassen sich im Vergleich zu einer mittleren oder höheren Bildungsgruppe deutliche Nachteile erkennen. Des Weiteren zeigen sich die Bildungsunterschiede in Bezug auf das Rauchverhalten auch im mittleren Lebensalter. Statistischen Kontrollen des Alterseffektes zufolge, kann die Aussage getroffen werden, dass bei

Frauen und Männer mit geringem, in Gegenüberstellung zu denen mit einem hohen Bildungs-status die Wahrscheinlichkeit zu rauchen deutlich erhöhter ist. Betrachtet man die starken Raucher, lassen sich die Bildungsunterschiede noch deutlicher erkennen (vgl. Robert Koch-Institut, 2011, S. 3).

8.2 Familiäre Faktoren

Ein Risikofaktor, der nicht unterschätz werden sollte ist die Zugänglichkeit von Tabakprodukten in einem Raucherhaushalten. Außerdem spielt das Vorbildverhalten von Eltern eine wichtige Rolle. Kinder und Jugendliche von Eltern die rauchen, werden häufig selbst zu Raucher und Raucherinnen. Auch ältere Geschwister haben Einfluss auf das Konsumverhalten von Tabak. Verschiedene Studien zeigen sogar, dass das Rauchverhalten der Geschwister größere Auswirkungen auf den Einstieg in den Tabakkonsum hat als das Rauchverhalten der Eltern. Dies gilt vor allem dann, wenn die Geschwister ein gutes und inniges Verhältnis zueinander haben. Schwer zu Unterscheiden ist hier jedoch, ob sie vergleichbaren sozialen Einflüssen ausgesetzt sind oder die älteren Geschwister tatsächlich die jüngeren beeinflussen (vgl. Reinisch et al., 2007, S. 29)

9 Maßnahmen zur Tabakprävention und ihre Wirksamkeit

Die schweren negativen gesundheitlichen Folgen, die durch den Konsum von Tabakrauch ausgelöst werden sind unstrittig und belegt. Besonders in der Pubertät tritt das Verlangen nach Zigaretten erstmalig auf, daher liegt der Schwerpunkt der Maßnahmen zur Prävention und Gesundheitsförderung auf Kindern und Jugendlichen. Die Maßnahmen, die zur Tabakprävention in Deutschland etabliert wurden, sollen aber auch Erwachsene dazu verleiten mit dem Tabakkonsum aufzuhören oder ihn zu reduzieren. Da das Suchtpotenzial des Tabakkonsums als sehr hoch zu betrachten ist, wurden Verfahren und Maßnahmen zur Unterstützung der Tabakabstinenz entwickelt (vgl. Hanewinkel *et al.*, 2012).

9.1 Präventionsgesetz zur Stärkung der Gesundheitsförderung und der Prävention

Der demographische Wandel in Bezug auf die Entwicklung einer niedrigen Geburtenrate, einer Steigerung der Lebenserwartung und der damit einhergehenden Alterung der Bevölkerung sowie der Wandel des Krankheitsspektrums und die veränderten Anforderungen in der Arbeitswelt, bedürfen eine wirksame Prävention und Gesundheitsförderung. Ziel des Präventionsgesetzes ist es, die Gesundheitsförderung und Prävention in den Lebenswelten der deutschen Bevölkerung unter Nutzung geeigneter Angebote und Strukturen zu stärken. Einbezogen werden hierbei alle Sozialversicherungsträger sowie die private Krankenversicherung und der privaten Pflege-Pflichtversicherung. Des Weiteren sollen Leistungen der Krankenkassen weiterentwickelt werden um die Früherkennung von Krankheiten, sowie das Zusammenwirken von betrieblicher Gesundheitsförderung und Arbeitsschutz zu optimieren. Außerdem wird ein Rahmen für die Verbesserung der Zusammenarbeit der Akteure auf Landes-, Bundes- und kommunaler Ebene gesetzt. In Zukunft werden die Pflegekassen und Krankenkassen mehr als 500 Mio. Euro für Prävention und Gesundheitsförderung investieren. Der Fokus liegt hier auf der Gesundheitsförderung in den Lebenswelten Schule, Kita, Kommunen, Betrieben und Pflegeeinrichtungen die mit insgesamt rund 300 Mio. Euro pro Jahr gefördert werden. Zudem ist ein Teil des Geldes für die Reduzierung des Tabakkonsums vorgesehen (vgl. PrävG, 2013, S. 1). Paragraph 20a Abs. 3 Satz 3 zufolge berücksichtigt der Spitzenverband Bund der Krankenkassen das Gesundheitsziel den Tabakkonsum zu reduzieren (vgl. PrävG 2013, S. 4)

9.2 Tabakprävention in Schulen

Da in Deutschland eine allgemeine Schulpflicht besteht, eignet sich die Schule für tabakpräventive Vorhaben besonders gut und somit können über 9 Millionen Schüler und Schülerin-

nen in Deutschland erreicht werden (vgl. Hanewinkel, 2010, S. 170). Der Einsatz der Tabakprävention in den zurückliegenden Jahren war, wie sich aus der unten aufgeführten Statistik
entnehmen lässt, erfolgreich.

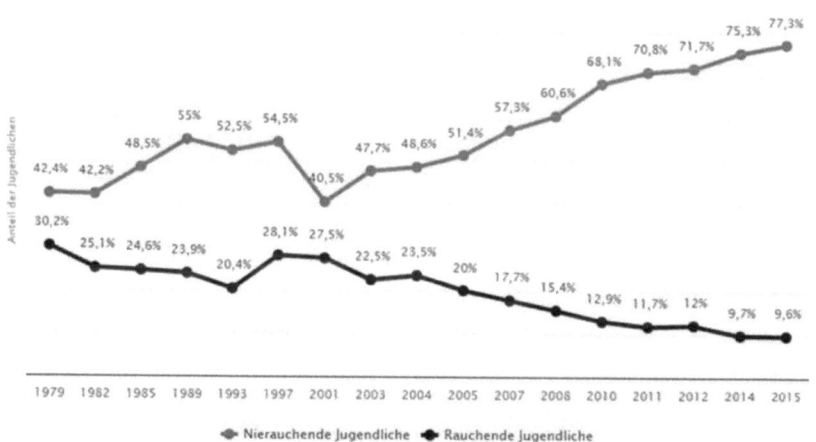

Abbildung 1: Die Raucherquote Jugendlicher zwischen 12 und 17 Jahren (Statista, 2017)

Die Abbildung zeigt die Entwicklung Jugendlicher Raucher im Alter zwischen zwölf und 17
Jahren. Im Jahre 2001 betrug die Raucherquote 27,5% und konnte innerhalb von sieben Ja h-
ren auf 15,4% (2008) gesenkt werden und ist weiter rückläufig. Zudem steigt die Zahl der
Jugendlichen, die nie geraucht haben (vgl. BZgA, 2008, S. 1). Dieser positive Erfolg kann auf
Maßnahmen und Verfahren wie der schulischen Tabakprävention, Werbeverbote, Tabakste u-
ererhöhungen, Verbesserung des Jugendschutzes sowie dem Eintritt des Bundesnichtrauche r-
schutzgesetzes zurückgeführt werden. Diese Maßnahmen werden in den nächsten Kapiteln
ausführlicher beschrieben. Welche wesentliche Bedeutung die Schule bei der Tabakprävention einnimmt, wird im Folgenden dargelegt.

Wer mit dem Rauchen beginnt, tut dies vorwiegend im schulpflichtigen Alter. Aufgrund des-
sen hat die Bundeszentrale für gesundheitliche Aufklärung (BZgA) Kampagnen für Suchtprävention an Schulen entwickelt. Breits erstmalig in den 1990-Jahren wurde mit der Kampagne
„Kinder stark machen" ein Paradigmenwechsel eigeführt. Es folgten Strategien, die auf Ab-
schreckung, Informationsvermittlung und der Förderung von Lebenskompetenzen setzten, mit
dem Zweck, das Selbstwertgefühl und Selbstvertrauen von Kinder und Jugendlichen zu stä r-

ken. Zudem um sie in ihrer Kommunikations- & Konfliktfähigkeit zu fördern und damit es ihnen einfacher fällt „Nein" zu Suchtmitteln zu sagen. Damit dies gelingen kann, muss Suchtprävention möglichst vor dem Einstig in den Konsum erfolgen. Glücklicherweise haben Programme zum Thema „Lebenskompetenzen stärken" in deutschen Schulen bereits eine hohe Verbreitung finden können (vgl. BZgA, 2010, S. 170). Die BZgA entwickelte eine Vielzahl von Materialien, Interventionskonzepten und pädagogischen Medien, die auf die Verhütung des Beginns mit dem Rauchen abzielen und zu denen auch Aufklärungsmaterialien im Schulalter gehören. Um bei Schülern und Schülerinnen Interesse zum Thema „(Nicht-)Rauchen" zu wecken, wurden Konzepte wie zum Beispiel die Jugendfilmtage „Nikotin und Alkohol im Visier" oder der Nichtraucherwettbewerb „Be Smart – Don`t Start" entwickelt. Hier unterschreibt die Lehrkraft zusammen mit den Schülern und Schülerinnen einen Klassenvertrag, welcher anschließend für alle Beteiligten sichtbar in der Klasse ausgehangen wird. Ziel ist es, am Ende des Wettbewerbs sechs Monate lang rauchfrei geblieben zu sein. Dies gilt natürlich für jeden Schüler oder jede Schülerin der Klasse und beinhaltet, die komplette Zeit keine Zigaretten, E-Zigaretten, Shishas, E-Shishas oder Tabak und Nikotin in jeglicher Form konsumiert zu haben. Konnte dies bis zum Ende durchgehalten werden, kann die Klasse Preise, wie beispielsweise eine große Klassenreise als Hauptpreis, Geldpreise, und kleinere Ausflüge ins Kino oder Schwimmbad gewinnen. Dieser Wettbewerb regt die Schüler und Schülerinnen dazu an, sich gegenseitig zu motivieren nicht zu rauchen. Des Weiteren wurde ein zweiter Bereich entwickelt, der sich an Jugendliche, die bereits mit dem Rauchen angefangen haben richtet (vgl. BZgA, 2008, S. 1). Die Chance mit dem Rauchen aufhören zu können, nimmt bei täglichem Konsum von Zigaretten ab. Wer im Alter von 16 bis 17 Jahren täglich zehn Zigaretten und mehr raucht, ist mit hoher Wahrscheinlichkeit auch noch mit 19 bis 20 Jahren Raucher. Um die Chancen auf einen frühestmöglichen Abbruch zu steigern hat die BZgA den zuvor genannten schulischen Ansatz auf rauchende Jugendliche übertra gen. Mit dem Ziel, möglichst früh Raucher, die gerade erst begonnen haben, zu einem Abbruch zu bewegen. Für diese jugendlichen Gelegenheitsraucherinnen und –Raucher wurde der Lehrplan „Anti-Rauchkurs" entwickelt. Dabei handelt es sich um einen Frühinterventionsprogramm, welches die Bereitschaft zum Abbruch stärkt und Schüler*innen unterstützt die mit dem Rauchen aufhören möchten (vgl. BZgA, 2010, S. 171).

9.3 Tabaksteuererhöhungen

Eine der wirkungsvollsten Maßnahmen, um besonders Kinder und Jugendliche vom Tabakkonsum abzuschrecken, sind signifikante und beständige Tabaksteuererhöhungen (vgl. Deutsches Krebsforschungszentrum, 2014, S. 3). Wenn eine Preiserhöhung erfolgt, sinkt die Nachfrage des Gutes, wie es ein wirtschaftliches Gesetz besagt. Die Forschung ging über einen langen Zeitraum davon aus, dass Tabakprodukte aufgrund ihrer suchtfördernden Eigenscha f-ten davon ausgeschlossen sind. Untersuchungen in Bezug auf Preisanhebungen in Kanada, Südafrika, Großbritannien und weiteren Ländern zeigten allerdings, dass Steuererhöhungen auf Tabakprodukten zu einer Verringerung des Konsums geführt haben. Der Preis beeinflusst also sehr wohl die Nachfrage. Dabei werden Menschen mit geringem Verdienst das Rauchen eher einstellen oder reduzieren, als Menschen mit hohem Verdienst. Kindern und Jugendlichen steht in der Regel nur wenig Geld zur Verfügung, daher reagieren sie stärker auf Preiserhöhungen als Erwachsene (vgl. DKFZ, 2014, S. 4). Hierfür gibt es drei Hauptgründe:

- Sie sind noch nicht so stark abhängig von dem Nikotin wie Langzeitraucher*innen und somit eher in der Lage das Rauchen wieder einzustellen oder zu reduzieren.

- Sie lassen sich eher von Gleichaltrigen beeinflussen, als Erwachsene dies tun. Hört ein Jugendlicher auf zu rauchen, weil es ihm zu teuer geworden ist, werden seine Altersgenossen es ihm eher nachtun, als dies bei Erwachsenen der Fall ist.

- Jugendliche beunruhigt eher der aktuelle Zigarettenpreis, als gesundheitliche Folgen die in der Zukunft auftreten könnten.

Eine zehnprozentige Steigerung des Zigarettenpreises bringt einen rund vier prozentigen Rückgang des Zigarettenkonsums mit sich. Bei dieser Erhöhung sinkt der Konsum von Jugendlichen und jungen Erwachsenen sogar um circa 13 Prozent (vgl. DKFZ, 2014, S. 3). Diese Untersuchung wurde durch das Rauchverhalten von Jugendlichen in Deutschland bestätigt werden und deutet darauf hin, dass sich spürbare Tabaksteuerer höhungen auf das Rauchen auswirken. In den vergangenen Jahren hat sich gezeigt, dass geringe Steuererhöhungen keinen Einfluss auf den Tabakkonsum haben (vgl. DKFZ, 2014, S. 3). Der Preis für Zigaretten hat sich seit den 1990 Jahren mehr als verdoppelt. Neben der mehrstufigen Steuererhöhung in den Jahren 2002 bis 2005 und den kürzlichen Anstiegen in den Jahren 2011 bis 2015, hat zudem die im Jahr 2007 eingeführte Mehrwertsteuererhöhung von 16% auf 19% zu einem Preisa n-stieg von Zigaretten mitgewirkt. Die Tabaksteuer hat sich von 2002 bis heute um mehr als 75% erhöht (vgl. DHS, 2017, S. 56).

9.4 Jugendschutzgesetz

Mit der Abänderung des Jugendschutzgesetztes durften ab dem 1. April 2003 keine Tabak-produkte mehr an Kinder und Jugendliche unter 16 Jahren verkauft werden und das Rauchen in der Öffentlichkeit war ihnen ebenfalls nicht mehr gestattet. Infolge der Ausführung des Gesetzes mussten alle Zigarettenautomaten umgerüstet werden um eine Alterskontrolle durch Personalausweis oder Bankkarte zu ermöglichen. Ab dem Jahr 2004 wurde eine Mindestgröße für Zigarettenschachteln von 17 Stück eingeführt, welche sich im Jahr 2009 unter Beschluss des Bundestages auf 19 Stück erhöhte. Der Verkauf von einzelnen Zigaretten wurde im Mai 2004 ebenfalls verboten um diese reizvollen Verkaufsmengen und Kleinpackungen zu ver-hindern. Unzulässig wurde zudem die kostenfreie Abgabe von Zigaretten z.b. bei der Promo-tion von Zigarettenherstellern. Das Jugendschutzgesetzt wurde im Juli 2007 mit dem Bundes-gesetz zum Schutz von Passivrauchen wiederholt geändert. Somit wurde die Altersgrenze ab dem 1. September 2007 erhöht und gestattet die Abgabe von Tabakprodukten und das Ra u-chen in der Öffentlichkeit erst ab 18 Jahre. Seit dem 1. April 2016 gilt dies zudem für E-Zigaretten und E-Shishas. Diese Maßnahmen konnten einen positiven Einfluss auf Jugendli-che nachweisen und als Erfolgreich erachtet werden. Wie sich in der oben aufgeführten Statis-tik (siehe Abbildung 1) entnehmen lässt, sind die Raucherquoten bei den 12- bis 17-jährigen Jugendlichen in den letzten Jahren rapide gefallen. Mit einem leichten zeitlichen Versatz ist auch bei Erwachsenen eine deutliche Abnahme der Raucherquoten festzustellen (vgl. Lang, 2010, S. 146).

9.5 Tabakwerbeverbote

In Hinblick auf trügerischer und unehrlicher Werbung ist die Tabakindustrie einer der führe n-den Branchen. Das durch Rauchen beschönigte Lebensgefühl wird deutlich hervorgehoben, die schädlichen gesundheitlichen Folgen werden geschmälert oder nicht erwähnt. Da ein Großteil der Raucher und Raucherinnen vor dem 18. Lebensjahr mit dem Tabakkonsum an-fängt und aufgrund der stark suchterzeugenden Wirkung des Nikotins heißt es: Zum regelmä-ßigen Raucher*in, der schwer wieder davon loskommt, wird man, je früher mit dem Rauchen begonnen wird. Für die Hersteller bedeutet dies, dass die Kunden vor dem 18. Lebensjahr gewonnen werden müssen. Somit liegt der Fokus der Zigarettenwerbung möglichst auf Kin-der und Jugendliche. Daher arbeitet die Werbung oft mit positiven Assoziationen wie Freiheit, Coolness und Attraktivität, die vor allem junge Menschen ansprechen. Diese Strategie scheint effektiv zu sein: In Deutschland wird im Durchschnitt mit 13,7 Jahren mit dem Rauchen begonnen, in Berlin liegt das durchschnittliche Einstiegsalter sogar bei 11,6 Jahren (vgl. Christina Kreiß, 2016, S. 102) Schon die WHO beschrieb:

„To sell a product that kills up to half of its users requires extraordinary marketing savvy, and tobacco companies are some of the most manipulative product sellers and promoters in the world (WHO, 2013, S. 23)."

Tabakwerbung ist erfolgreich. Besonders wichtig für die Gesundheit der Bevölkerung ist es daher u.a. Zigarettenwerbung einzudämmen oder besser noch, ganz abzuschaffen. In Fernsehen und Radio ist sie bereits seit 1975 nicht mehr erlaubt. Außerdem verbietet das Jugendschutzgesetz seit 2002 die Werbung vor 18 Uhr im Kino zu zeigen. Seit 2007 ist zudem die Tabakwerbung im Internet und in Printmedien verboten, nachdem Deutschland zusammen mit vier Tabakkonzernen gegen die EU-Tabakrichtlinie geklagt und diese im Jahr 2006 verloren hat. Diese Richtlinie verbietet ebenso das Sponsoring von Rundfunkprogrammen sowie grenzüberschreitenden Veranstaltungen. Erlaubt bleibt die Werbung immer noch auf Plakaten, im Kino nach 18 Uhr sowie an Verkaufsorten. Tabakkonzerne haben einen großen Einfluss auf politische Entscheidungsträger. Dies wurde an der Klage gegen die EU-Tabakrichtlinie deutlich (vgl. Fiedler et al. *zitiert in* Godehardt, 2016, S. 46).

9.5.1 Werbung für Tabakwaren in Deutschland

Für eine Ware kann auf verschiedene Art und Weise geworben werden. Hierbei wird die direkte von der indirekten Werbung unterschieden. Direkte Werbung meint Rundfunk-, Print-, Kino- und Außenwerbung. Die indirekte hingegen Maßnahmen wie Sponsoring, Promotion und Product-Placement. Nachdem das Tabakwerbeverbots im Internet und in Printmedien beschlossen wurde, kommt es verstärkt zu einer Verschiebung der Werbeausgaben in Promotion und Außenwerbung. Mit Bulgarien ist Deutschland das letzte Land in der EU, in dem Außenwerbung für Tabakprodukte noch gestattet ist. Nach einem Beschluss des Bundeskabinetts darf von April 2016 bis Juli 2020 weiterhin auf Litfaßsäulen und Plakatflächen für Tabakwaren geworben werden. Weiterhin erlaubt bleibt es zudem in Verkaufsstellen. Im Folgenden wird eine Übersicht der erlaubten und verbotenen Maßnahmen der Tabakwerbung tabellarisch dargestellt (vgl. Hanenwinkel, 2012, S. 89):

Verboten	Erlaub
Internet	Außenwerbung (Plakat)
Printmedien	Werbung am Verkaufsort
Fernsehen	Werbung im Kino nach 18 Uhr
Rundfunk	Printwerbung, sofern ausschließlich für den Tabakhandel bestimmt oder Tabakprodukte betreffend
Sponsoring grenzüberschreitender Medien	Verkaufsförderung (Promotion)
Keine vorsätzliche Ansprache von Kindern und Jugendlichen	Ambient Media (vielfältige, im Lebensumfeld der Zielgruppe platzierte Werbeformen)
Keine irreführenden Angaben	Sponsoring nicht grenzüberschreitender Events
Kein Hinweis auf „Natürlichkeit" von Inhaltsstoffen	Direkte Ansprache potentieller Kunden im Internet
Keine gesundheitsbezogene Werbung	Gewinnspiele
Keine Aussagen, die das Inhalieren von Tabakrauch nachahmenswert erscheinen lassen	Verteilung von Accessoires

Tabelle 1: Übersicht erlaubten & verbotenen Maßnahmen (DKFZ, 2012, S. 48, eigene Darstellung)

Dabei macht das Beispiel Zigaretten in Form von Schokolade oder Kaugummi deutlich, dass sich indirekte Werbung häufig an Kinder und Jugendliche orientiert. Zigaretten aus Schokolade oder Kaugummi sind überall ohne Einschränkung käuflich. Durch den Konsum dieser zigarettenähnlichen Süßigkeit, lernen Kinder und Jugendliche, Rauchen als gewöhnliches Verhalten zu betrachten. Ein Zusammenhang zwischen dem Verbrauch von Schokoladen- und Kaugummizigaretten und dem künftigen Raucheinstieg ist belegt. Unabhängig von dem Rauchverhalten der Eltern verdoppelt sich die Wahrscheinlichkeit künftig selbst einmal zum Raucher zu werden, wenn Kindern und Jugendlichen Schokoladen- und/oder Kaugummizigaretten konsumierten. Deutschland hat das Rahmenübereinkommen der WHO zur Eindämmung des Tabakkonsums unterzeichnet und sich damit verpflichtet den Verkauf von Süßwaren in Form von Zigaretten zu verbieten. Dieses Verbot wurde bis dato nicht erlassen (vgl. DKFZ, 2014, S. 1). In Deutschland ist die Werbung für Tabakprodukte immer noch stark verbreitet: Nahezu überall und zu jeder Zeit, ob in Supermärkten, an Tankstellen, im Einzelhandel, am Zigarettenautomaten oder Zeitschriftenläden sind Zigaretten und andere Tabakwaren erhältlich. Der Verkaufsort als Werbeträger wird daher immer wichtiger und bietet der Tabakindustrie noch all diese Orte um für Tabakprodukte zu werben. Im Einzelhandel haben Tabakwaren oft einen gut sichtbaren Platz an dem sich die meisten Kunden aufhalten. Während des Wartens in der Schlange an der Supermarktkasse, haben Kunden die Möglichkeit für einen Spontankauf von Zigaretten, da die Verkaufsorte von Zigaretten in Supermärkten gut und sichtbar an den Kassen platziert sind. Da Jugendliche mindestens einmal pro Woche auf dem Weg zur oder nach der Schule einen Supermarkt besuchen, ist hier die Verlockung auch für diese groß. Jugendliche werden somit den verschiedenen Zigarettenmarken und der Tabakwerbung ausgesetzt. Jugendliche weisen eine um 50 % höhere Wahrscheinlichkeit auf einmal mit dem Rauchen zu beginnen, wenn sie wöchentlich oder häufiger mit der Tabakwerbung im Einzelhandel konfrontiert werden. Zudem lässt das Vorhandensein von Zigaretten und Tabakwerbung an der Kasse Jugendliche vermehrt glauben, dass das kaufen von Zigaretten keine Schwierigkeit darstellt (vgl. DKFZ, 2012, S. 33 *zitiert in* Godehardt, 2016, S. 49).

9.5.2 Einfluss der Tabakwerbung auf Jugendliche

Kinder und Jugendliche sind somit täglich und in großem Ausmaß den Marketingbemühungen der Tabakindustrie ausgesetzt. Diverse wissenschaftliche Studien kamen zu dem Ergebnis, dass Tabakwerbung den Beginn mit dem Rauchen begünstigt. Ein Prinzip besagt, je mehr Tabakwerbung Kinder und Jugendliche zu Gesicht bekommen, umso wahrscheinlicher ist es, dass sie selbst mit dem Rauchen beginnen. Etliche Studien zeigen, dass Zigarettenwerbung in Bezug auf die Entscheidung Heranwachsender, mit dem Rauchen zu beginnen sogar einen größeren Einfluss haben könnte als der rauchender Gleichaltriger oder des Rauchverhaltens der Eltern. Deutlich wird, dass Jugendliche durch Tabakwerbung besonders gefährdet sind. Wie oben bereits erwähnt wird das erste Mal in der Pubertät mit dem Rauchen experimentiert und somit in der Lebensphase der Identitätsbildung (vgl. Hanewinkel et al, 2010, S. 91). In diesem Lebensabschnitt bestehen große Unsicherheiten über das eigene Selbst, weil es noch nicht stabil ausgebildet ist. In dieser Phase sind Jugendliche sensibler gegenüber Symbolen und Signalen des Erwachsenseins. Dennoch werden viele Jugendliche nicht zu Rauchern oder Raucherinnen. Tabakwerbung beeinflusst deutlich eher Jugendliche, die an s ich selbst zweifeln und ein weniger gut ausgeprägtes Selbstwertgefühl besitzen. Diese Heranwachsenden suchen nach einer Identität und die Tabakwerbung verspricht durch das Rauchen unabhängiger, abenteuerlustiger, attraktiver und individueller zu werden. Des Weiteren haben Jugendliche im Vergleich zu Erwachsenen geringere geistige Fähigkeiten und Bewältigungsstrategien und können sich daher weniger gegen die manipulativen Werbestrategien wehren (vgl. Jazbinsek, 2014, S. 269 zitiert in Godehardt, 2016, S. 53). Die Verbote von Tabakwerbung alleine sind nicht dafür angemessen, um den Konsum oder das Verhalten von Jugendlichen und Erwachsenen die bereits mit dem Rauchen begonnen haben zu beeinflussen. Hierbei bedarf es zudem Maßnahmen der Tabakkontrollpolitik und besonders der Tabaksteuererhöhungen (vgl. Pechmann et al. 2005, S. 211 *zitiert in* Godehardt, 2016, S. 53).

9.5.3 Warnhinweise

Im Dezember 2002 ist die Tabakprodukt-Verordnung in Kraft getreten. Diese dient der Durchführung der EU-Richtlinie über die Aufmachung, die Herstellung und den Verkauf von Tabakwaren und sieht die Verwendung der EU-Warnhinweise auf Zigarettenschachteln vor. Diese Verordnung verbietet zudem die Verwendung von Begriffen wie „mild" oder „leicht", die den Anschein vermitteln könnten, das eine Tabakprodukt sei weniger schädlich als das andere. Des Weiteren hat die EU-Richtline für Tabakerzeugnisse seit Mai 2016 Warnhinweise in Form von abschreckenden Bildern auf Zigarettenschachteln veranlasst. Diese Bilder sowie Texte sollen in Zukunft 65% der Vorder- und Rückseite von Tabakwarenverpackungen bede-cken. In Ländern wie Australien, Neuseeland und Thailand gibt es die bildlichen Warnhin-weise schon seit 2007. Da eine Vielzahl von Studien die Wirksamkeit dieser bestätigen konn-ten, wurden sie nun auch in Deutschland eingeführt (vgl. RKI, 2016, S. 4).

10 Fazit

Einen großen Anteil an der Verminderung jugendlicher Raucher und Raucherinnen hatten gesetzliche Maßnahmen, im Besonderen Tabaksteuererhöhungen und Nichtraucherschutzgesetze. Diese Maßnahmen sollten weiter vorgeführt werden. Da sie gerade Jugendliche davon abhalten mit dem Konsum von Tabakprodukten anzufangen. Außerdem ist diese Zielgruppe einfacher wieder vom Rauchen abzubringen.

Tabakwerbung mittels Promotion und als Außenwerbung sollte weiter eingeschränkt werden. So ist es zum Beispiel noch immer in Deutschland erlaubt auf Festivals mit Tabakprodukten zu werben.

Die Gesetze, Maßnahmen und Erfahrungen der Länder zur Tabakprävention sollte weltweit Anwendung finden. Insbesondere in den Entwicklungsländern sterben die meisten Menschen an den Folgen des Rauchens.

Es ist medizinisch durch Studien nachgewiesen, dass die Verminderung des Tabakkonsums oder das gänzliche Aufhören die Lebensqualität jedes Einzelnen verbessert – Raucher wie

Nichtraucher. Das gesparte Geld könnte man zum Beispiel in Güter oder Aktivitäten investieren, die zur Erhöhung der Lebensqualität oder des Lebensstandards beitragen. Des Weiteren wirkt sich der Verzicht positiv auf die Gesundheit aus. Nachweislich verbessert sich das Lungenvolumen nach nur wenigen Tagen, das Krebsrisiko sink drastisch nach wenigen Monaten, die Wahrnehmen von Geschmäckern nimmt zu und die Körperliche-Leistungsfähigkeit verbessert sich.

11 Lite raturve rze ichnis

[Nr.] Autor(en) / Titel / Ve rsion u. Status (Auflage) / Verlagsort u. Verlag / Datum

[1] BARMER Ersatzkasse (2005) *Rauchfrei ist besser: Prävention-die Initiative der BAR-MER. Berlin, Gesundheits- und Versorgungsmanagement.*

[2] Braun, S., Hanewinkel, R., Pötschke-Langer, M., Schaller, K., Viariso, V. (2014) *Deut-sches Krebsforschungszentrum: Tabakprävention in Deutschland-was wirkt wirklich?* Heidelberg, Aus der Wissenschaft für die Politik.

[3] DEUTSCHE HAUPTSTELLE FÜR SUCHTFRAGEN E.V. (2017) *DHS Jahrbuch Sucht 2017.* Lengerich, Pabst Science Publishers.

[4] Fiedler, I. (2014) Argumentationsstrategien der Tabak-, Alkohol- und Glücksspielindust-rie: Zwischen Schein und Desinformation. *Zitiert in:* Godehardt, M. (2016) 1 Auflage. Bremen, apollon-hochschulverlag.

[5] Doll, R. (2014) Mortality in relationto to smoking:50 years observation on male British doctors. *Zitiert in:* Reinisch, A. (2007) *Tabakentwöhnung für Jugendliche: Empirische Befunde und Grundzüge eines verhaltensorientierten Interventionskonkonzeptes.* Wein-heim und München, Juventa Verlag.

[6] Deutsches Krebsforschungszentrum (2015a) Rauchfrei in Anwesenheit von Kindern. Lengerich, Pabst Science Publishers. *Zitiert in:* Robert Koch-Institut (2016) *Passivrauchbelastung, Faktenblatt zu KiGGS Welle 1: Studie zur Gesundheit von Kindern und Jugendlichen-Erste Folgebefragung 2009-2012.* Berlin, Robert Koch-Institut.

[7] Deutsches Krebsforschungszentrum (2008) Rauchende Kinder und Jugendliche-leichter Einstieg, schwerer Ausstieg. *Zitiert in: Godehardt, M. (2016) Tabakprävention in Deutschland:Was hilft wirklich? Bremen, apollon-hochschulverlag.*

[8] Godehardt, M., (2016) *Tabakprävention in Deutschland: Was hilft wirklich?* 1 Auflage. Bremen, apollon-hochschulverlag.

[9] Mons, U. und Pötschke-Langer, M. (2010) *Gesetzliche Maßnahmen zur Tabakprävention: Evidenz, Erfolge und Barrieren.* Heidelberg, Springer-Verlag.

[10]   Lang, P. Rakete, G., Strunk, M. (2010) *Tabakprävention in Schulen: Ein Erfolgsmodell.* Köln, Springer-Verlag.

[11]   Hurrelmann, K., Klotz, T., Haisch, J. (2014) *Lehrbuch: Prävention und Gesundheits-förderung.* 4., vollständig überarbeitete Auflage. Bern, Verlag Hans Huber.

[12]   Hanewinkel, R., Isensee, B., Morgenstern, M. (2012) *Maßnahmen zur Tabakprävention.* Berlin, Springer-Verlag.

[13]   Jazbinsek, D. (2014) Die Marlboro-kampagne von Philip Morris und ihre Wirkung auf Jugendliche. *Zitiert in:* Godehardt, M. (2016) *Tabakprävention in Deutschland: Was hilft wirklich?* Bremen, apollon-hochschulverlag.

[14]   Lang, P., Strunk, M.(2010) *Tabakprävention der Bundeszentrale für gesundheitliche Aufklärung: Die „rauchfrei"-Jugendkampagne.* Köln, Springer-Verlag.

[15]   Statistisches Bundesamt (2009*). Zitiert in:* Lang,P., Strunk, M., Rakete,G. (2010) *Ta-bakprävention in Schulen: Ein Erfolgsmodell.* Köln, Springer-Verlag.

[16]   Kreiß, C. (2016) *WERBUNG-NEIN DANKE: Warum wir ohne Werbung besser leben könnten.* München, Europaverlag.

[17]   Pechmann, C.; Levine, L.; Loughlin, S. Leslie, F. (2005) Impulsive and Self-Concious: Adolescents, Vulnerability to Advertisingand Promotion. *Zitiert in:* Godehardt, M. (2016) *Tabakprävention in Detschland: Was hilft wirklich?* Bremen, apollon-hochschulverlag.

[18]   Präventionsgesetz (2015) *PrävG-Entwurf eines Gesetzes zur Stärkung der Gesundheitsförderung und der Prävention.* [online]. Einsehbar unter: https://www.bundesgesundheitsministerium.de/themen/praevention/praeventionsgesetz.ht ml [Stand: 29. Februar 2016].

[19]   Pötschke-Langer, M. (2000) Empfehlungen der Weltgesundheitsorganisation zur Tabakkontrolle und die deutsche Wirklichkeit. Zitiert in: Reinisch, A. (2007) *Tabakentwöhnung für Jugendliche: Empirische Befunde und Grundzüge eines verhaltensorientierten Interventionskonzeptes.* Weinheim und München, Juventa Verlag.

[20]   Reinisch, A. (2007) *Tabakentwöhnung für Jugendliche: Empirische Befunde und Grundzüge eines verhaltensorientierten Interventionskonzeptes* Weinheim und Münschen, Juventa Verlag.

[21]   Robert Koch-Institut (2011) *Rauchen-Aktuelle Entwicklungen bei Erwachsenen.* [online]. Berlin, Robert Koch-Institut. Einsehbar unter: http://www.rki.de/gbe-kompakt [Stand: 24.05.2011].

[22]   Robert Koch-Institut (2015) *Passivrauchbelastung.* [online]. Berlin, Robert Koch-Institut. Einsehbar unter: http//www.kiggs-studie.de. [Stand: 22.01.2016].

[23]   Robert Koch-Institut (2017) *Rauchen bei Erwachsenen in Deutschland.* [online]. Ber-lin, Robert Koch-Institut. Einsehbar unter: http://www.rki.de/DE/Content/Gesundheitsmonitoring/Gesundheitsberichterstattung/GBE DownloadsJ/FactSheets/JoHM_2017_02_Rauchen_Erwachsene.pdf?__blob=publicationF ile [Stand: 03/2017].

[24]   Schivelbusch (1988) Das Paradies, der Geschmack und die Vernunft: Eine Geschichte der Genussmittel. *Zitiert in:* BARMER Ersatzkrankenkasse (Hrsg.) (2013) *Tabak, Rauch-frei ist besser: Prävention.* Wuppertal, BARMER Ersatzkrankenkasse.

[25]   WHO – World Health Organization (2013) WHO report on the global tobacco ep i-demic, 2013. Enforcing bans on tobacco advertising, promotion and sponsorship. Zitiert in: Godehardt, M. (2016) *Tabakprävention in Deutschland: Was hilft wirklich?* Bremen, apollon-hochschulverlag.

[26]   Deutsches Krebsforschungszentrum (2014) *Tabakprävention in Deutschland: Was wirkt wirklich?* Heidelberg, DKFZ.

[27]   Batra, A. (1996) Rauchentwöhnung-aktueller Stand und künftige Entwicklungen. Pra-xis der Klinischen Verhaltensmedizin und Rehabilitation. *Zitiert in:* Reinisch, A. (2007) *Tabakentwöhnung für Jugendliche: Empirische Befunde und Grundzüge eines verhaltens-orientierten Interventionskonzeptes.* Weinheim und München, Juventa Verlag.

BEI GRIN MACHT SICH IHR WISSEN BEZAHLT

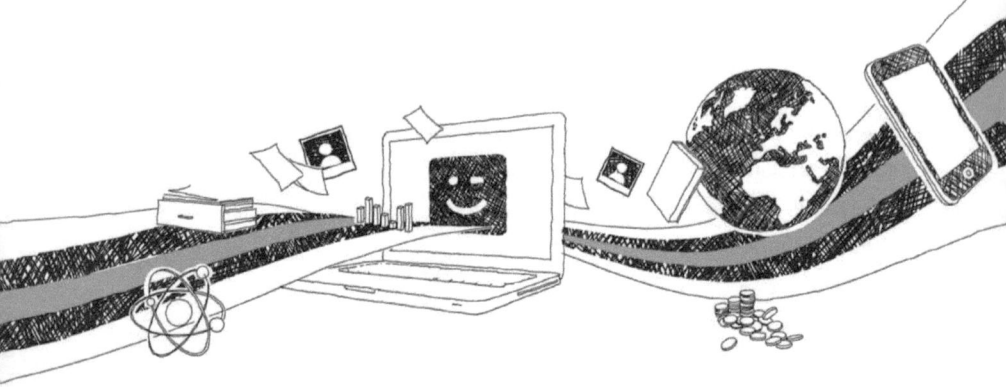

- Wir veröffentlichen Ihre Hausarbeit,
  Bachelor- und Masterarbeit

- Ihr eigenes eBook und Buch -
  weltweit in allen wichtigen Shops

- Verdienen Sie an jedem Verkauf

Jetzt bei www.GRIN.com hochladen und kostenlos publizieren

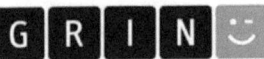